Equilíbrio vital: nutrição para a mente e o corpo.

Carlos Magalhães

Capítulos:

Capítulo 1: Fundamentos da Saúde Mental

A saúde mental é um aspecto fundamental do bem-estar humano, influenciando diretamente a qualidade de vida, o funcionamento social e emocional e a capacidade de lidar com os desafios da vida cotidiana. Neste capítulo, exploraremos os elementos essenciais da saúde mental, incluindo sua definição, fatores determinantes e a importância da nutrição e da dieta para promover o equilíbrio mental.

Definição de Saúde Mental: A saúde mental refere-se ao estado de bem-estar emocional, psicológico e social no qual uma pessoa é capaz de lidar com as demandas da vida, trabalhar de forma produtiva e contribuir para sua comunidade. Envolve a capacidade de lidar com o estresse, manter relacionamentos saudáveis, expressar emoções de maneira adequada e tomar decisões sensatas.

Fatores Determinantes da Saúde Mental: A saúde mental é influenciada por uma variedade de fatores, incluindo:

1. **Fatores Biológicos:** Genética, química cerebral e saúde física desempenham um papel crucial na saúde mental. Desequilíbrios químicos no cérebro, como baixos níveis de neurotransmissores, podem contribuir para transtornos mentais.

2. **Fatores Ambientais:** Experiências de vida, traumas, estresse crônico, condições socioeconômicas e acesso a recursos podem impactar significativamente a saúde mental de uma pessoa.

3. **Fatores Psicológicos:** Crenças, valores, padrões de pensamento e estratégias de enfrentamento influenciam a resiliência mental e a capacidade de lidar com os desafios.

4. **Fatores Sociais:** Relacionamentos interpessoais, apoio social, pertencimento a comunidades e fatores culturais desempenham um papel vital na saúde mental.

A Importância da Nutrição e da Dieta para a Saúde Mental: A relação entre nutrição e saúde mental é complexa e multifacetada. Estudos mostram que uma dieta equilibrada, rica em nutrientes essenciais, está associada a um menor risco de transtornos mentais, como depressão e ansiedade, e a uma melhor saúde mental em geral.

Os nutrientes desempenham papéis específicos no funcionamento do cérebro e na regulação do humor, do sono e do estresse. Por exemplo, ácidos graxos ômega-3 encontrados em peixes gordurosos são importantes para a saúde cerebral, enquanto a deficiência de certas vitaminas do complexo B pode estar relacionada a sintomas depressivos.

Além disso, padrões alimentares específicos, como a dieta mediterrânea, demonstraram ter efeitos protetores contra doenças mentais, devido à sua ênfase em alimentos integrais, ricos em nutrientes e anti-inflamatórios.

Em resumo, a nutrição desempenha um papel crucial na promoção da saúde mental e no gerenciamento de transtornos mentais. Uma abordagem holística que integra uma dieta saudável com outros aspectos do estilo de vida pode ser fundamental para promover o equilíbrio mental e emocional.

Capítulo 2: Nutrientes Essenciais para o Cérebro

O cérebro é um órgão altamente complexo que requer uma variedade de nutrientes para funcionar de maneira ideal. Neste capítulo, exploraremos os principais nutrientes essenciais para a saúde cerebral e seu papel na manutenção do funcionamento cognitivo, emocional e mental.

1. Ácidos Graxos Ômega-3: Os ácidos graxos ômega-3, especialmente o ácido eicosapentaenoico (EPA) e o ácido docosaexaenoico (DHA), são fundamentais para a saúde cerebral. Eles compõem a estrutura das membranas celulares do cérebro e desempenham um papel crucial na comunicação entre as células nervosas. Fontes alimentares de ômega-3 incluem peixes gordurosos (salmão, sardinha, cavala), nozes, sementes de linhaça e chia.

2. Vitaminas do Complexo B: As vitaminas do complexo B, especialmente a vitamina B6, a vitamina B9 (ácido fólico) e a vitamina B12, desempenham papéis importantes na saúde cerebral. Elas estão envolvidas na produção de neurotransmissores, como a serotonina, a dopamina e a noradrenalina, que desempenham um papel essencial no humor, na motivação e na função cognitiva. Fontes alimentares de vitaminas do complexo B incluem carne magra, aves, peixes, ovos, laticínios, vegetais folhosos verdes e leguminosas.

3. Antioxidantes: Os antioxidantes, como as vitaminas C e E, o betacaroteno e os flavonoides, ajudam a proteger as células cerebrais contra danos causados pelos radicais livres. Eles podem ajudar a reduzir o risco de doenças neurodegenerativas, como a doença de Alzheimer e o declínio cognitivo relacionado à idade. Fontes alimentares de antioxidantes incluem frutas e vegetais coloridos, nozes, sementes e grãos integrais.

4. Minerais: Minerais como o ferro, o zinco, o magnésio e o selênio desempenham papéis essenciais na saúde cerebral. O ferro é necessário para o transporte de oxigênio para o cérebro, enquanto o zinco está envolvido na função neurotransmissora. O magnésio desempenha um papel na regulação do humor e do sono, e o selênio atua como antioxidante. Fontes alimentares de minerais incluem carne, frutos do mar, nozes, sementes e legumes.

5. Hidratação: A água desempenha um papel crucial na função cerebral, ajudando a transportar nutrientes, eliminar resíduos e regular a temperatura corporal. A desidratação leve pode afetar negativamente o humor, a concentração e a função cognitiva. É importante manter-se bem hidratado ao longo do dia, consumindo água e outras bebidas saudáveis.

Em suma, uma dieta rica em nutrientes essenciais, incluindo ácidos graxos ômega-3, vitaminas do complexo B, antioxidantes, minerais e hidratação adequada, é vital para a saúde cerebral e o funcionamento cognitivo. Incorporar uma variedade de alimentos saudáveis em sua dieta diária pode ajudar a promover um cérebro saudável e resiliente ao longo da vida.

Capítulo 3: A Importância da Dieta na Saúde Mental

A relação entre dieta e saúde mental é cada vez mais reconhecida como um componente crucial do bem-estar emocional e psicológico. Neste capítulo, exploraremos como a dieta desempenha um papel fundamental na promoção da saúde mental, influenciando tanto os sintomas de transtornos mentais quanto o funcionamento cognitivo e emocional.

1. Impacto da Dieta na Função Cerebral: A dieta desempenha um papel direto na função cerebral, fornecendo os nutrientes necessários para a produção de neurotransmissores, o funcionamento das células nervosas e a regulação do humor e do estresse. Uma dieta desequilibrada, rica em alimentos processados, açúcares refinados e gorduras saturadas, pode levar a inflamação crônica, desequilíbrios hormonais e disfunção neurotransmissora, todos os quais estão associados a transtornos mentais, como depressão e ansiedade.

2. Influência dos Alimentos sobre o Humor e o Comportamento: Certos alimentos têm o potencial de afetar diretamente o humor e o comportamento. Por exemplo, alimentos ricos em açúcar podem levar a picos e quedas de glicose no sangue, resultando em alterações de humor, irritabilidade e fadiga. Da mesma forma, o consumo excessivo de cafeína pode aumentar a ansiedade e interferir no sono, afetando negativamente a saúde mental.

3. Dieta e Inflamação: A inflamação crônica tem sido implicada como um fator contribuinte para uma série de transtornos mentais, incluindo depressão, ansiedade e transtornos do humor. Uma dieta rica em alimentos processados, gorduras trans e açúcares refinados pode promover a inflamação, enquanto uma dieta rica em frutas, vegetais, grãos integrais e gorduras saudáveis pode ter efeitos anti-inflamatórios e protetores para a saúde mental.

4. Conexão Intestino-Cérebro: O intestino desempenha um papel fundamental na saúde mental, pois é onde ocorre a produção de muitos neurotransmissores, incluindo a serotonina, conhecida como o "hormônio do bem-estar". Uma dieta pobre pode levar a disbiose intestinal, desequilíbrios na microbiota intestinal e aumento da permeabilidade intestinal, todos os quais têm sido associados a transtornos mentais e emocionais.

5. Efeitos de Longo Prazo da Dieta na Saúde Mental: Uma dieta saudável ao longo da vida pode ter efeitos positivos de longo prazo na saúde mental, reduzindo o risco de desenvolver transtornos mentais e promovendo o bem-estar emocional e psicológico. Da mesma forma, intervenções dietéticas podem ser eficazes como parte do tratamento para transtornos mentais existentes, melhorando os sintomas e a qualidade de vida.

Em resumo, a dieta desempenha um papel significativo na saúde mental, influenciando diretamente o funcionamento cerebral, o humor, o comportamento e a inflamação. Uma abordagem alimentar centrada em alimentos integrais, ricos em nutrientes e anti-inflamatórios, pode ser fundamental para promover a saúde mental e o bem-estar emocional ao longo da vida.

Capítulo 4: Alimentos que Nutrem o Cérebro e Promovem o Bem-Estar

Neste capítulo, mergulharemos nos alimentos específicos que são benéficos para a saúde cerebral e emocional, destacando suas propriedades nutricionais e como eles podem promover o bem-estar mental.

1. Peixes Gordurosos: Peixes como salmão, sardinha, atum e cavala são ricos em ácidos graxos ômega-3, especialmente EPA e DHA. Esses ácidos graxos são essenciais para a saúde cerebral, ajudando na comunicação entre as células nervosas, reduzindo a inflamação e apoiando o humor e a função cognitiva.

2. Frutas e Vegetais Coloridos: Frutas e vegetais coloridos são ricos em antioxidantes, vitaminas e minerais que ajudam a proteger o cérebro contra danos oxidativos e inflamação. Além disso, eles fornecem fibras que são importantes para a saúde intestinal e a função cerebral. Exemplos incluem mirtilos, morangos, espinafre, couve e batata-doce.

3. Nozes e Sementes: Nozes, sementes e oleaginosas são fontes excelentes de ácidos graxos ômega-3, vitaminas do complexo B, antioxidantes e minerais. Elas podem ajudar a melhorar a função cerebral, reduzir a inflamação e apoiar o humor. Amêndoas, nozes, sementes de chia, sementes de linhaça e sementes de abóbora são algumas opções saudáveis.

4. Grãos Integrais: Grãos integrais, como aveia, quinoa, arroz integral e cevada, são ricos em fibras, vitaminas do complexo B e minerais. Eles fornecem energia sustentada para o cérebro e ajudam a regular os níveis de açúcar no sangue, o que é importante para manter a estabilidade do humor e a função cognitiva.

5. Proteínas magras: Proteínas magras, como carne de aves, peixe, ovos e leguminosas, são importantes para a saúde cerebral devido ao seu conteúdo de aminoácidos, que são os blocos de construção dos neurotransmissores. Elas também fornecem ferro, zinco e outros nutrientes essenciais para o cérebro.

6. Chocolate Escuro: O chocolate escuro contém antioxidantes, especialmente flavonoides, que podem melhorar o fluxo sanguíneo para o cérebro e proteger as células cerebrais contra danos. Além disso, o chocolate contém compostos que podem aumentar os níveis de neurotransmissores associados ao prazer e ao bem-estar, como a serotonina.

7. Chá Verde: O chá-verde é rico em antioxidantes e compostos bioativos que podem ajudar a melhorar a função cerebral, aumentar a atenção e a concentração, e reduzir o estresse. Ele também contém cafeína em quantidades moderadas, o que pode estimular o estado de alerta e melhorar o humor.

Ao incorporar esses alimentos em sua dieta diária, você pode nutrir seu cérebro e promover um estado de bem-estar mental e emocional. Uma alimentação variada e equilibrada, rica em nutrientes, é essencial para apoiar a saúde cerebral e o funcionamento cognitivo ao longo da vida.

Capítulo 5: Nutrição e Transtornos Mentais: Estratégias de Alimentação

Este capítulo abordará como a nutrição desempenha um papel crucial no manejo e na prevenção de transtornos mentais, como depressão, ansiedade e transtornos do humor. Vamos explorar estratégias específicas de alimentação que podem ajudar a melhorar os sintomas e promover a saúde mental.

1. Dieta Mediterrânea: A dieta mediterrânea, caracterizada pelo consumo de frutas, vegetais, peixes, azeite de oliva, nozes e legumes, tem sido associada a um menor risco de depressão e ansiedade. Rica em ácidos graxos ômega-3, antioxidantes e fibras, esta dieta pode ajudar a reduzir a inflamação, melhorar a função cerebral e promover o equilíbrio emocional.

2. Redução do Consumo de Açúcares e Alimentos Processados: O consumo excessivo de açúcares refinados e alimentos processados têm sido associado a um maior risco de depressão e transtornos de humor. Esses alimentos podem levar a picos e quedas rápidas nos níveis de glicose no sangue, afetando negativamente o humor e a energia. Reduzir o consumo desses alimentos e optar por opções mais saudáveis pode ajudar a estabilizar o humor e promover uma melhor saúde mental.

3. Inclusão de Alimentos Probióticos: Os probióticos são bactérias benéficas que podem melhorar a saúde intestinal e influenciar positivamente o humor e o comportamento. Alimentos fermentados, como iogurte natural, kefir, chucrute e kimchi, são fontes excelentes de probióticos e podem ajudar a promover um microbioma intestinal saudável, o que está relacionado a uma melhor saúde mental.

4. Ênfase em Alimentos Ricos em Triptofano: O triptofano é um aminoácido essencial precursor da serotonina, um neurotransmissor que desempenha um papel importante na regulação do humor e do sono. Alimentos ricos em triptofano, como ovos, laticínios, carne magra, peixe, nozes e sementes, podem ajudar a aumentar os níveis de serotonina no cérebro, contribuindo para uma melhora do bem-estar emocional.

5. Hidratação Adequada: A desidratação leve pode afetar negativamente o humor, a concentração e a função cognitiva. Manter-se bem hidratado ao longo do dia, consumindo água e outras bebidas saudáveis, é fundamental para promover a saúde mental e o funcionamento cerebral adequado.

6. Estratégias de Alimentação Consciente: Praticar a alimentação consciente, prestando atenção aos sinais de fome e saciedade e cultivando uma relação saudável com a comida, pode ajudar a promover uma alimentação equilibrada e uma melhor saúde mental. Isso inclui comer devagar, saborear os alimentos e estar presente no momento durante as refeições.

Adotar uma abordagem nutricional consciente e equilibrada pode ser uma ferramenta poderosa no manejo e na prevenção de transtornos mentais. Incorporar essas estratégias de alimentação saudável pode ajudar a promover uma melhor saúde mental e emocional ao longo da vida.

Capítulo 6: Conexão entre o Intestino e o Cérebro: O Papel da Microbiota

Este capítulo explorará a fascinante conexão entre o intestino e o cérebro, destacando o papel fundamental da microbiota intestinal na saúde mental e emocional. Vamos examinar como a saúde intestinal influencia diretamente o funcionamento cerebral e os efeitos dos alimentos na microbiota.

1. A Importância da Microbiota Intestinal: A microbiota intestinal, composta por trilhões de micro-organismos, desempenha um papel vital na saúde geral, incluindo a saúde mental. Ela está envolvida na produção de neurotransmissores, na regulação do sistema imunológico e na síntese de vitaminas, entre outras funções.

2. Comunicação Intestino-Cérebro: O intestino e o cérebro estão constantemente em comunicação através do eixo intestino-cérebro, que envolve sinais neurais, hormonais e imunológicos. Alterações na microbiota intestinal podem afetar essa comunicação, influenciando o humor, o comportamento e a função cognitiva.

3. Impacto da Dieta na Microbiota: A dieta desempenha um papel crucial na saúde da microbiota intestinal. Uma dieta rica em fibras, alimentos fermentados e pré-bióticos pode promover uma microbiota diversificada e saudável, enquanto uma dieta rica em gorduras saturadas e alimentos processados pode prejudicar a saúde intestinal.

4. Transtornos Mentais e Disbiose Intestinal: Estudos têm sugerido uma ligação entre transtornos mentais, como depressão e ansiedade, e disbiose intestinal, que é um desequilíbrio na composição da microbiota. A disbiose pode levar à produção aumentada de substâncias inflamatórias e neurotransmissores que afetam negativamente o humor e o funcionamento cerebral.

5. Estratégias para Promover uma Microbiota Saudável: Promover uma microbiota intestinal saudável é essencial para a saúde mental. Estratégias incluem a inclusão de alimentos ricos em fibras, como frutas, vegetais e grãos integrais, a ingestão de probióticos, encontrados em alimentos fermentados, e a redução do consumo de alimentos processados e açúcares.

6. O Papel dos Probióticos na Saúde Mental: Os probióticos podem desempenhar um papel benéfico na saúde mental, ajudando a promover uma microbiota intestinal saudável e a reduzir a inflamação. Estudos têm sugerido que certas cepas de probióticos podem ter efeitos positivos no humor e no bem-estar emocional.

Entender a complexa interação entre o intestino e o cérebro pode fornecer insights importantes para o manejo e a prevenção de transtornos mentais. Promover uma microbiota intestinal saudável através de uma dieta equilibrada e estilo de vida saudável pode ser uma estratégia eficaz para melhorar a saúde mental e emocional.

Capítulo 7: Mindful Eating: Uma Abordagem Consciente para uma Dieta Saudável

Neste capítulo, vamos explorar a prática da alimentação consciente, conhecida como "mindful eating", e como ela pode ser uma ferramenta poderosa para promover uma dieta saudável e uma melhor saúde mental e emocional.

1. O Que é Alimentação Consciente: A alimentação consciente é uma abordagem que envolve prestar atenção deliberada aos alimentos que você come, ao processo de comer e às sensações físicas e emocionais associadas à alimentação. Envolve estar presente no momento durante as refeições, sem julgamento ou crítica.

2. Princípios da Alimentação Consciente: Alguns princípios-chave da alimentação consciente incluem comer devagar, saborear cada mordida, prestar atenção às sensações de fome e saciedade, e cultivar uma maior consciência dos sinais internos de fome, desejo e satisfação.

3. A Importância da Consciência Emocional: A alimentação consciente também envolve uma consciência emocional, reconhecendo as emoções que podem influenciar nossos hábitos alimentares, como comer emocionalmente em resposta ao estresse, tédio ou tristeza. Ao praticar a alimentação consciente, podemos aprender a reconhecer e responder às nossas necessidades emocionais de maneiras mais saudáveis.

4. Redução do Comportamento Alimentar Automático: A alimentação consciente ajuda a quebrar o padrão de comer de forma automática e não reflexiva, permitindo que nos sintonizemos com nossos corpos e façamos escolhas alimentares mais conscientes e saudáveis.

5. Benefícios da Alimentação Consciente para a Saúde Mental: A prática da alimentação consciente tem sido associada a uma série de benefícios para a saúde mental, incluindo uma redução no estresse, ansiedade e sintomas de depressão. Ao cultivar uma maior consciência durante as refeições, podemos desenvolver uma relação mais saudável e compassiva com a comida e com nós mesmos.

6. Incorporando a Alimentação Consciente na Vida Diária: Existem várias maneiras de incorporar a alimentação consciente em sua vida diária, incluindo a prática de meditação ou atenção plena antes das refeições, comer sem distrações, como celular ou TV, e prestar atenção aos sinais internos de fome, saciedade e satisfação.

Praticar a alimentação consciente pode ser uma ferramenta poderosa para promover uma dieta saudável, reduzir o estresse emocional e cultivar um maior senso de bem-estar e conexão com o corpo. Ao tornar-se mais consciente de nossos hábitos alimentares e responder às nossas necessidades físicas e emocionais de maneira consciente, podemos nutrir nosso corpo e mente de forma holística.

Capítulo 8: Suplementação e Saúde Mental: Mitos e Realidades

Neste capítulo, vamos explorar o uso de suplementos nutricionais como uma abordagem para promover a saúde mental. Abordaremos os mitos comuns relacionados à suplementação e examinaremos as evidências por trás de diferentes nutrientes e suplementos em relação à saúde mental.

1. O Papel dos Suplementos na Saúde Mental: Os suplementos nutricionais são frequentemente considerados como uma maneira de complementar a dieta e fornecer nutrientes adicionais que podem estar ausentes na alimentação regular. Eles têm sido estudados como uma possível intervenção para melhorar sintomas de transtornos mentais e promover o bem-estar emocional.

2. Mitos Comuns sobre Suplementos: Vários mitos cercam o uso de suplementos para saúde mental, como a ideia de que "mais é melhor" ou que os suplementos podem substituir uma dieta saudável. Também há dúvidas sobre a eficácia e segurança de certos suplementos, além de questões sobre a qualidade e pureza dos produtos disponíveis no mercado.

3. Nutrientes e Suplementos Associados à Saúde Mental: Vamos examinar os nutrientes e suplementos que têm sido estudados em relação à saúde mental, incluindo ácidos graxos ômega-3, vitaminas do complexo B, magnésio, zinco, probióticos e ervas adaptogênicas, como a rhodiola e a ashwagandha. Discutiremos as evidências por trás de cada um desses nutrientes e sua possível eficácia no tratamento ou prevenção de transtornos mentais.

4. Considerações de Segurança e Qualidade: É importante considerar a segurança e qualidade dos suplementos antes de começar a usá-los, especialmente porque o mercado de suplementos não é regulado da mesma forma que os medicamentos. Discutiremos como avaliar a qualidade, pureza e eficácia dos suplementos, e a importância de consultar um profissional de saúde antes de iniciar qualquer regime de suplementação.

5. Abordagem Integrativa para a Saúde Mental: Por fim, discutiremos a importância de uma abordagem integrativa para a saúde mental, que inclui uma dieta equilibrada, exercício físico, sono adequado, gerenciamento de estresse e, quando apropriado, o uso de suplementos nutricionais. Destacaremos a importância de abordar a saúde mental de maneira holística, considerando todos os aspectos do bem-estar físico, emocional e social.

Explorar o uso de suplementos nutricionais na promoção da saúde mental requer uma compreensão crítica das evidências disponíveis, juntamente com uma abordagem integrativa e colaborativa com profissionais de saúde qualificados. Ao examinar mitos e realidades sobre suplementação, podemos tomar decisões informadas sobre como integrar suplementos em nossa busca pelo bem-estar mental.

Capítulo 9: Receitas Nutritivas para o Corpo e a Mente

Neste capítulo, vamos explorar uma variedade de receitas saudáveis e deliciosas que promovem tanto a saúde física quanto a mental. Cada receita será cuidadosamente selecionada para incluir ingredientes nutritivos que beneficiam o corpo e o cérebro, proporcionando uma experiência culinária gratificante.

1. Smoothie Energizante de Frutas e Vegetais: Esta receita é uma maneira deliciosa de começar o dia com uma explosão de nutrientes. Inclui uma combinação de frutas frescas, como bananas e berries, juntamente com vegetais verdes folhosos, como espinafre ou couve. Adicionar um pouco de iogurte grego e sementes de chia proporcionará proteínas, fibras e ácidos graxos ômega-3, tudo em um copo refrescante e revitalizante.

2. Salada de Quinoa com Vegetais Assados: Esta salada colorida e nutritiva é uma refeição completa que oferece uma variedade de nutrientes essenciais para o corpo e o cérebro. A quinoa é uma excelente fonte de proteínas e fibras, enquanto os vegetais assados, como abobrinha, pimentão e cenoura, fornecem vitaminas, minerais e antioxidantes. Adicione um molho de limão e ervas frescas para um toque de frescor.

3. Salmão Grelhado com Molho de Ervas: O salmão é uma excelente fonte de ácidos graxos ômega-3, que são essenciais para a saúde cerebral e emocional. Este prato simples e elegante apresenta filés de salmão grelhados, cobertos com um molho leve de ervas frescas, como salsa, cebolinha e dill. Sirva com legumes no vapor e arroz integral para uma refeição equilibrada e deliciosa.

4. Curry de Legumes com Leite de Coco: Este curry vegano é repleto de vegetais coloridos e cheios de nutrientes, como batata-doce, brócolis, pimentão e grão de bico. O leite de coco adiciona cremosidade e sabor, enquanto as especiarias, como açafrão-da-terra e gengibre, oferecem benefícios anti-inflamatórios e antioxidantes. Sirva com arroz basmati integral para uma refeição reconfortante e satisfatória.

5. Parfait de Iogurte com Frutas e Granola Caseira: Este parfait é uma opção de sobremesa saudável e deliciosa que também pode ser apreciada como um lanche nutritivo. Camadas de iogurte grego rico em proteínas, frutas frescas da estação e granola caseira crocante proporcionam uma variedade de sabores e texturas. Adicione um toque de mel ou xarope de bordo para um toque de doçura natural.

Cada uma dessas receitas foi elaborada com ingredientes cuidadosamente selecionados para promover não apenas a saúde física, mas também o bem-estar mental. Ao incorporar alimentos nutritivos e deliciosos em sua dieta diária, você pode nutrir tanto o corpo quanto a mente, desfrutando de uma vida plena e saudável.

Capítulo 10: Estratégias para Manter um Estilo de Vida Saudável e Equilibrado

Este capítulo abordará estratégias práticas para manter um estilo de vida saudável e equilibrado, promovendo tanto a saúde física quanto a mental. Vamos explorar hábitos e práticas que podem ser incorporados à rotina diária para melhorar o bem-estar geral.

1. Exercício Regular: O exercício físico é fundamental para a saúde física e mental. Estabelecer uma rotina regular de atividade física, sejam caminhadas, corridas, ioga, dança ou treinamento de força, pode ajudar a reduzir o estresse, melhorar o humor, aumentar a energia e promover a saúde cardiovascular.

2. Sono Adequado: O sono desempenha um papel crucial na saúde mental e emocional. Priorizar o sono adequado, mantendo horários regulares de sono, criando um ambiente propício ao sono e adotando práticas relaxantes antes de dormir, pode ajudar a melhorar a qualidade do sono e promover o bem-estar.

3. Gerenciamento do Estresse: O estresse crônico pode ter um impacto significativo na saúde mental e física. Desenvolver estratégias eficazes de gerenciamento do estresse, como meditação, respiração profunda, práticas de mindfulness e hobbies relaxantes, pode ajudar a reduzir os efeitos negativos do estresse e promover o equilíbrio emocional.

4. Cultivar Relacionamentos Saudáveis: Relacionamentos significativos e de apoio desempenham um papel importante na saúde mental e emocional. Priorizar o tempo com amigos e familiares, cultivar conexões autênticas e nutrir relacionamentos positivos pode fornecer suporte emocional e promover o bem-estar geral.

5. Práticas de Relaxamento e Autocuidado: Incorporar práticas de relaxamento e autocuidado na rotina diária é essencial para promover o equilíbrio e a saúde mental. Isso pode incluir atividades como banhos relaxantes, leitura, ouvir música, praticar hobbies criativos ou desfrutar de tempo ao ar livre na natureza.

6. Alimentação Consciente: Praticar a alimentação consciente, como discutido no Capítulo 7, pode promover uma relação saudável com a comida e ajudar a nutrir tanto o corpo quanto a mente. Focar em escolhas alimentares equilibradas e apreciar a experiência de comer pode contribuir para uma dieta saudável e um bem-estar geral.

Ao adotar essas estratégias para manter um estilo de vida saudável e equilibrado, você pode promover tanto a saúde física quanto a mental, cultivando um senso de bem-estar e resiliência ao longo da vida. Ao priorizar o autocuidado, o movimento, o sono adequado e relacionamentos significativos, você está investindo em seu próprio bem-estar e qualidade de vida.

Receitas

Receita 1: Smoothie Energizante de Frutas e Vegetais

Ingredientes:

- 1 banana madura
- 1 xícara de espinafre fresco
- ½ xícara de mirtilos
- ½ xícara de morangos
- 1 colher de sopa de sementes de chia
- 1 xícara de leite de amêndoa (ou leite de sua preferência)
- Cubos de gelo (opcional)

Instruções:

1. Em um liquidificador, adicione a banana, espinafre, mirtilos, morangos, sementes de chia e leite de amêndoa.
2. Misture em alta velocidade até que todos os ingredientes estejam bem combinados e o smoothie tenha uma consistência cremosa.
3. Se desejar, adicione cubos de gelo para uma textura mais refrescante.
4. Despeje em um copo e sirva imediatamente. Aproveite este smoothie energizante cheio de nutrientes para começar o dia com o pé direito!

Receita 2: Salada de Quinoa com Vegetais Assados

Ingredientes:

- 1 xícara de quinoa cozida
- 1 abobrinha cortada em cubos
- 1 pimentão vermelho cortado em tiras
- 1 cenoura cortada em rodelas finas
- ½ xícara de brócolis em floretes
- 2 colheres de sopa de azeite de oliva
- Sal e pimenta a gosto
- Suco de 1 limão
- Folhas de hortelã frescas picadas (opcional)

Instruções:

1. Preaqueça o forno a 200°C.
2. Em uma assadeira, misture os vegetais cortados com o azeite de oliva, sal e pimenta.
3. Asse no forno por 20-25 minutos, ou até que os vegetais estejam macios e levemente dourados.
4. Em uma tigela grande, misture a quinoa cozida com os vegetais assados.
5. Regue com o suco de limão e misture bem.
6. Se desejar, adicione folhas de hortelã frescas picadas para um toque de frescor.
7. Sirva como acompanhamento ou como prato principal para uma refeição saudável e satisfatória.

Receita 3: Salmão Grelhado com Molho de Ervas

Ingredientes:

- 4 filés de salmão (aproximadamente 150 g cada)
- Suco de 1 limão
- Sal e pimenta a gosto
- 2 colheres de sopa de azeite de oliva
- 2 dentes de alho picados
- 2 colheres de sopa de salsa fresca picada
- 1 colher de sopa de cebolinha fresca picada
- 1 colher de sopa de dill fresco picado

Instruções:

1. Tempere os filés de salmão com o suco de limão, sal e pimenta a gosto. Deixe marinar por pelo menos 15 minutos.
2. Em uma tigela pequena, misture o azeite de oliva, alho picado, salsa, cebolinha e dill.
3. Pré-aqueça a grelha ou frigideira em fogo médio alto.
4. Grelhe os filés de salmão por cerca de 4-5 minutos de cada lado, ou até que estejam cozidos e levemente dourados por fora e opacos por dentro.
5. Retire o salmão da grelha e regue com o molho de ervas preparado.
6. Sirva imediatamente, acompanhado de legumes no vapor ou uma salada fresca.

Receita 4: Curry de Legumes com Leite de Coco

Ingredientes:

- 1 colher de sopa de óleo de coco
- 1 cebola picada
- 2 dentes de alho picados
- 1 colher de sopa de gengibre fresco ralado
- 2 colheres de sopa de pasta de curry (vermelho ou amarelo)
- 400ml de leite de coco
- 2 batatas-doces cortadas em cubos
- 1 berinjela cortada em cubos
- 1 pimentão vermelho cortado em tiras
- 1 xícara de couve-flor em floretes
- Sal e pimenta a gosto
- Coentro fresco picado para decorar (opcional)

Instruções:

1. Em uma panela grande, aqueça o óleo de coco em fogo médio. Adicione a cebola, alho e gengibre, e refogue até que estejam macios e perfumados.
2. Adicione a pasta de curry à panela e cozinhe por 1-2 minutos, mexendo sempre.
3. Despeje o leite de coco na panela e misture bem até que a pasta de curry esteja totalmente incorporada.
4. Adicione as batatas-doces, berinjela, pimentão e couve-flor à panela. Tempere com sal e pimenta a gosto.
5. Deixe o curry ferver, reduza o fogo e cozinhe em fogo baixo por cerca de 15-20 minutos, ou até que os legumes estejam macios.
6. Retire do fogo e sirva quente, decorado com coentro fresco, se desejar. Acompanhe com arroz basmati integral ou quinoa cozida.

Receita 5: Parfait de Iogurte com Frutas e Granola Caseira

Ingredientes:

- 1 xícara de iogurte grego natural
- ½ xícara de morangos frescos, cortados em fatias
- ½ xícara de mirtilos frescos
- ½ xícara de granola caseira (veja abaixo)
- Mel ou xarope de bordo, a gosto (opcional)

Granola Caseira:

- 1 xícara de aveia em flocos
- ¼ xícara de nozes picadas
- ¼ xícara de amêndoas picadas
- 2 colheres de sopa de sementes de abóbora
- 2 colheres de sopa de sementes de girassol
- 2 colheres de sopa de óleo de coco derretido
- 2 colheres de sopa de mel ou xarope de bordo
- ½ colher de chá de extrato de baunilha
- Pitada de sal

Instruções:

1. Pré aqueça o forno a 160°C e forre uma assadeira com papel-manteiga.
2. Em uma tigela grande, misture a aveia, nozes, amêndoas, sementes de abóbora e sementes de girassol.
3. Em outra tigela, misture o óleo de coco, mel ou xarope de bordo, extrato de baunilha e uma pitada de sal.
4. Despeje a mistura líquida sobre os ingredientes secos e mexa bem para cobrir tudo uniformemente.
5. Espalhe a mistura em uma camada uniforme na assadeira preparada.

6. Asse por 20-25 minutos, mexendo ocasionalmente, até que a granola esteja dourada e crocante.

7. Deixe esfriar completamente antes de armazenar em um recipiente hermético.

8. Para montar o parfait, em copos individuais, faça camadas alternadas de iogurte grego, frutas frescas e granola caseira.

9. Repita as camadas até encher o copo, finalizando com uma camada de granola no topo.

10.Regue com um pouco de mel ou xarope de bordo, se desejar, e sirva imediatamente.

Receita 6: Wraps de Frango com Vegetais Crocantes

Ingredientes:

- 2 tortilhas de trigo integral ou wraps de sua escolha
- 200 g de peito de frango cozido e desfiado
- 1 xícara de repolho roxo fatiado
- 1 cenoura grande ralada
- ½ pepino fatiado finamente
- Molho de sua preferência (molho de iogurte, molho de tahine, etc.)

Instruções:

1. Aqueça as tortilhas conforme as instruções da embalagem.
2. Espalhe uma porção de frango desfiado no centro de cada tortilha.
3. Cubra com o repolho roxo, cenoura e pepino.
4. Regue com o molho de sua escolha.
5. Dobre as bordas das tortilhas e enrole firmemente, formando wraps.
6. Corte cada wrap ao meio diagonalmente e sirva.

Receita 7: Salada de Grão-de-Bico Mediterrânea

Ingredientes:

- 2 xícaras de grão-de-bico cozido (ou 1 lata de grão-de-bico escorrido e enxaguado)
- 1 pepino médio, cortado em cubos
- 1 xícara de tomates-cereja, cortados ao meio
- 1/2 xícara de azeitonas pretas fatiadas
- 1/4 xícara de cebola roxa, finamente picada
- 1/4 xícara de queijo feta esfarelado (opcional)
- 2 colheres de sopa de azeite de oliva extravirgem
- Suco de 1 limão
- 2 colheres de chá de orégano seco
- Sal e pimenta a gosto
- Folhas de manjericão fresco para decorar (opcional)

Instruções:

1. Em uma tigela grande, misture o grão-de-bico, pepino, tomates, azeitonas e cebola roxa.
2. Em uma tigela pequena, misture o azeite de oliva, suco de limão, orégano, sal e pimenta para fazer o molho.
3. Despeje o molho sobre a salada e misture bem para combinar todos os ingredientes.
4. Se estiver usando, polvilhe o queijo feta por cima da salada.
5. Cubra a salada e leve à geladeira por pelo menos 30 minutos para permitir que os sabores se misturem.
6. Decore com folhas de manjericão fresco antes de servir, se desejar. Esta salada é uma refeição leve e refrescante perfeita para dias quentes de verão.

Receita 8: Sopa de Abóbora com Gengibre

Ingredientes:

- 1 abóbora média, descascada e cortada em cubos
- 1 cebola média, picada
- 2 dentes de alho, picados
- 1 colher de sopa de gengibre fresco ralado
- 4 xícaras de caldo de legumes
- 1/2 colher de chá de cominho em pó
- 1/2 colher de chá de pimenta caiena (opcional, ajuste de acordo com o seu gosto)
- Sal e pimenta a gosto
- 1/4 xícara de creme de leite ou leite de coco (opcional, para servir)
- Sementes de abóbora torradas para decorar (opcional)

Instruções:

1. Em uma panela grande, aqueça um pouco de azeite em fogo médio. Adicione a cebola, alho e gengibre e refogue até ficarem macios e aromáticos.
2. Adicione os cubos de abóbora à panela e refogue por mais alguns minutos.
3. Despeje o caldo de legumes na panela e tempere com cominho em pó, pimenta caiena, sal e pimenta a gosto.
4. Deixe a sopa ferver, reduza o fogo e deixe cozinhar por cerca de 20-25 minutos, ou até que a abóbora esteja macia.
5. Use um liquidificador de imersão para triturar a sopa até ficar cremosa e homogênea. Se preferir uma consistência mais fina, você pode transferir a sopa para um liquidificador convencional e bater até ficar homogêneo.
6. Sirva quente, com uma colher de creme de leite ou leite de coco por cima, se desejar. Decore com sementes de abóbora torradas para um toque crocante. Esta sopa cremosa e reconfortante é perfeita para os dias frios de inverno.

Receita 9: Wrap de Hummus e Vegetais Assados

Ingredientes:

- 4 tortilhas de trigo integral ou wraps de sua preferência
- 1 xícara de hummus caseiro ou comprado pronto
- 2 cenouras grandes, descascadas e cortadas em palitos finos
- 1 abobrinha média, cortada em tiras finas
- 1 pimentão vermelho, cortado em tiras finas
- 1 cebola roxa, cortada em rodelas finas
- 2 colheres de sopa de azeite de oliva
- Sal e pimenta a gosto
- Folhas de alface ou rúcula para montagem

Instruções:

1. Pré-aqueça o forno a 200°C e forre uma assadeira com papel-manteiga.
2. Em uma tigela grande, misture as cenouras, abobrinha, pimentão e cebola com o azeite de oliva. Tempere com sal e pimenta a gosto.
3. Espalhe os vegetais na assadeira preparada em uma única camada e asse por 20-25 minutos, ou até que os vegetais estejam macios e levemente dourados.
4. Enquanto os vegetais assam, aqueça as tortilhas em uma frigideira aquecida em fogo médio alto por cerca de 30 segundos de cada lado.
5. Espalhe uma generosa camada de hummus em cada tortilha aquecida.
6. Distribua os vegetais assados igualmente sobre o hummus em cada tortilha.
7. Adicione algumas folhas de alface ou rúcula por cima dos vegetais.
8. Dobre as bordas das tortilhas e enrole firmemente, formando wraps.
9. Corte cada wrap ao meio diagonalmente e sirva. Estes wraps são uma opção saudável e satisfatória para um almoço rápido ou lanche.

Receita 10: Smoothie de Manga e Coco

Ingredientes:

- 1 manga madura, descascada e cortada em pedaços
- 1 banana madura
- 1 xícara de leite de coco
- 1/2 xícara de iogurte grego natural
- 1 colher de sopa de mel ou xarope de bordo (opcional, dependendo da doçura desejada)
- Cubos de gelo (opcional)

Instruções:

1. Em um liquidificador, adicione a manga, banana, leite de coco, iogurte grego e mel ou xarope de bordo, se estiver usando.
2. Misture em alta velocidade até que todos os ingredientes estejam completamente misturados e o smoothie tenha uma consistência cremosa.
3. Se desejar, adicione cubos de gelo e misture novamente até que o smoothie esteja bem gelado.
4. Despeje em copos individuais e sirva imediatamente. Este smoothie tropical e refrescante é perfeito para começar o dia ou como uma opção de lanche energizante.

Receita 11: Salada de Quinoa Mediterrânea

Ingredientes:

- 1 xícara de quinoa cozida
- 1 xícara de pepino, sem sementes, cortado em cubos
- 1 xícara de tomates-cereja, cortados ao meio
- 1/2 xícara de azeitonas Kalamata, sem caroço
- 1/4 xícara de cebola roxa, picada
- 1/4 xícara de folhas de manjericão fresco, picadas
- 2 colheres de sopa de azeite de oliva extravirgem
- Suco de 1 limão
- Sal e pimenta a gosto
- Queijo feta esfarelado (opcional)

Instruções:

1. Em uma tigela grande, misture a quinoa cozida, pepino, tomates-cereja, azeitonas, cebola roxa e manjericão.
2. Em uma tigela pequena, misture o azeite de oliva, suco de limão, sal e pimenta para fazer o molho.
3. Despeje o molho sobre a salada e misture bem para combinar todos os ingredientes.
4. Se desejar, adicione queijo feta esfarelado por cima da salada.
5. Deixe a salada descansar na geladeira por cerca de 30 minutos para permitir que os sabores se misturem.
6. Sirva frio como acompanhamento ou como prato principal leve e nutritivo.

Receita 12: Wrap de Frango com Abacate e Molho de Iogurte

Ingredientes:

- 2 tortilhas de trigo integral ou wraps de sua escolha
- 2 peitos de frango grelhados, cortados em tiras
- 1 abacate maduro, fatiado
- 1/2 xícara de tomate-cereja, cortados ao meio
- 1/4 xícara de folhas de coentro fresco
- Molho de iogurte:
    - 1/2 xícara de iogurte grego natural
    - Suco de 1 limão
    - 1 dente de alho, picado
    - Sal e pimenta a gosto

Instruções:

1. Para fazer o molho de iogurte, misture o iogurte grego, suco de limão, alho picado, sal e pimenta em uma tigela pequena. Reserve.
2. Aqueça as tortilhas conforme as instruções da embalagem.
3. Espalhe uma camada de molho de iogurte sobre cada tortilha aquecida.
4. Distribua as tiras de frango, fatias de abacate, tomate-cereja e folhas de coentro sobre o molho de iogurte em cada tortilha.
5. Dobre as bordas das tortilhas e enrole firmemente, formando wraps.
6. Corte cada wrap ao meio diagonalmente e sirva. Aproveite este wrap fresco e saboroso como uma refeição rápida e satisfatória.

Essas receitas adicionais oferecem ainda mais opções deliciosas e nutritivas para complementar o livro, proporcionando uma variedade de sabores e ingredientes para satisfazer todos os gostos e necessidades dietéticas.